認知症について知ろう

● 認知症ってどんな病気

認知症は、脳細胞が死んでしまうことなどによって、記憶や判断力に障害がおこり、通常の社会生活を送れなくなった状態のことをいいます。

認知症の原因となる病気には、アルツハイマー病、脳血管障害、レビー小体病などがあります。

認知症の原因疾患
原因疾患によって現れる症状には、違いがあります。

● 認知症ともの忘れの違い

認知症は、単なるもの忘れが加齢によってひどくなったものとは違います。普段利用している道で迷うなど、日常生活に支障をきたしているかどうかが認知症と単なるもの忘れとの見極めのポイントです。食事などの経験の全体を忘れてしまうことなどは、単なるもの忘れとは違う可能性が高く、受診が必要な症状です。

認知症と老化によるもの忘れの違い

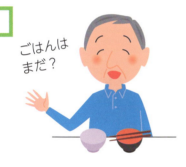

認知症
- もの忘れの自覚がない
  例）食事をしたこと自体を忘れる
- 体験自体を忘れる
  （ヒントがあっても思い出せない）
- 判断力が低下

老化によるもの忘れ
- もの忘れの自覚がある
  例）何を食べたかを思い出せない
- 体験の一部を忘れる
  （ヒントがあれば思い出せる）
- 判断力の低下は見られない

● 早期発見と早期治療

認知症は誰でもなりうる病気です。認知症の疑いがあるときには、ためらわずに専門機関で診断を受けましょう。早く治療を開始するほど、進行を遅らせるなどの効果が期待できます。

また、本人の認知機能がしっかりしているほど、望む治療が受けられますので、その点でも早期の発見が望まれます。

認知症高齢者の現状
65歳以上の人の15％が認知症、13％がMCI（軽度認知障害）と推計されています。

- 認知症高齢者 約462万人
- MCI（軽度認知障害）約400万人
- 健常者 約2217万人

数値は「都市部における認知症有病率と認知症の生活機能障害への対応」（平成25年3月）による（人数は平成24年時点の推計）

認知症を予防するには

● 認知症一歩手前の状態 MCI

認知症ではないものの、認知機能が年齢相当の低下を超えて衰えた状態をMCI（軽度認知障害）といいます。

MCIは認知症ではありませんが、正常ともいえない状態で、2年間のうちに5～9％が認知症を発症します。正常な人の発症率が1％であるのに対して、非常に高い割合です。

その一方で、MCIと判定されても、軽度であれば、2年後には、3～4割ほどの人が正常に回復します。

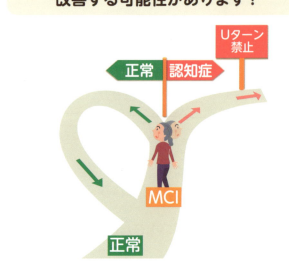

MCIや認知症を発見するためには、「もの忘れ外来」などの医師の診断を受けましょう。

● MCIの状態であれば、回復可能

認知症は進行性の病気で、いったん認知症と診断されてしまうと、今の医療では元の状態に戻すことはできません。

しかし、MCIの状態ならば、認知症になるのを防ぐことができるのではないかと考えられるようになってきました。

MCI（軽度認知障害）のうちならば改善する可能性があります！

● 認知症は予防できるのか

認知症が何かによって予防できるという科学的な根拠は、現在のところありません。

しかし、認知症になる前に必ず起こる認知機能の低下は、行動次第で防げることが臨床試験によってわかってきています。

認知機能を落とさない、あるいは、向上させる活動によって、認知症の発症を遅らせることが期待できるのです。

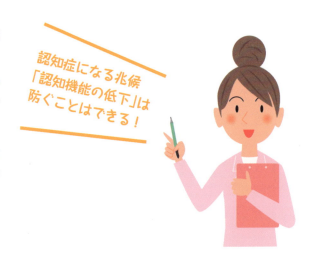

認知症になる兆候「認知機能の低下」は防ぐことはできる！

● 認知症になりやすい人はどんな人

認知症の原因となる病気の7割近くはアルツハイマー病です。アルツハイマー病には、危険因子に関する研究があり、糖尿病や高血圧、肥満といった生活習慣病や運動不足が大きな危険因子であることがわかっています（グラフ1）。

運動は、生活習慣病予防も期待でき、認知症を防ぐ重要な要素といえます。

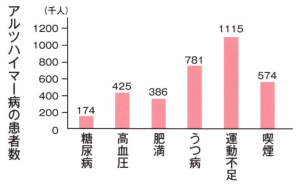

《グラフ1》 アルツハイマー病の危険因子

運動不足がアルツハイマー病の発症に大きく影響していることが分かる

- 糖尿病 174
- 高血圧 425
- 肥満 386
- うつ病 781
- 運動不足 1115
- 喫煙 574

（Barnes DE, Lancet Neurol 2011）を一部改変

認知症になりやすい要因（危険因子）

- 生活習慣因子
  【高血圧・脂質異常症・糖尿病】
- 老年症候群等因子
  【うつ傾向、転倒（頭のケガ）、不活動、対人交流の減少】　　など

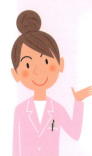

中年期においては生活習慣病予防が、高齢期においては運動するなど活動的なライフスタイルを送ることが、認知症を遠ざけることにつながると考えられます。

認知症になりにくい要因（保護因子）

- 服薬管理、食事と運動
  ・抗酸化作用の高い食物摂取
  ・適度な飲酒
- 活動的なライフスタイル
  ・社会参加
  ・身体活動の向上
  ・認知的活動の実施
  ・対人交流の増加　　など

社会の中で役割をもつなど、社会参加することも、認知症予防に大変重要です。

● 運動が認知機能をアップさせる

運動を継続的に行うことによって、認知機能がアップすることがわかっています。

運動を継続的に行った人は、記憶検査の点数が伸び（グラフ2）、記憶を司る「海馬」が小さくなることが抑えられていました。

《グラフ2》 運動による記憶検査の点数の変化

運動を続けた人は、記憶力が大きく向上した

運動を続けた人／運動をしていない人

スタート時　10カ月後

厚生労働省研究班（代表 島田裕之）による研究結果

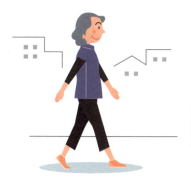

認知症予防におすすめの運動は、有酸素運動です。ストレッチと比較した研究では、効果に大きな違いがありました。

コグニサイズ【知識編】
認知機能を高めるコグニサイズ

● 認知症予防を目的としたコグニサイズ

有酸素運動が認知機能の維持・向上のカギとなっていることは間違いありませんが、より効果的に体と脳の機能を向上させるために考案されたのが「コグニサイズ」(「体の運動」と「脳の活動」を同時に行う)です。

具体的には、「ウォーキング(体の運動) + しりとり(脳の活動)」や「踏み台運動(体の運動) + 引き算(脳の活動)」といったことです。

認知症を防ぐ方法
① **運動**
② **コグニサイズ(体と脳の活動)**

運動だけでも認知症予防は期待できるが、体と脳を同時に使うコグニサイズがより効果的。

● コグニサイズを効果的に行うには

コグニサイズは、特別な用具がなくてもできます。大切なのは、適切な負荷を体と脳にかけることです。体の運動も脳の活動も簡単すぎては意味がないのです。そのため、慣れてきたらやることを難しくするといったことが必要になります。

コグニサイズのポイント
① **体への適切な負荷**
② **脳への適切な負荷**

> 体への負荷は、息が軽くはずむ程度、「楽」から「ややきつい」と感じる程度が適切です。
> 正確に行うには、「運動強度60〜70％の心拍数」(P.7)を目安にしましょう。
> 脳への負荷では、少し考えないとできないくらいの難しさが適切です。

● コグニサイズの目的

コグニサイズの目的は、認知機能の維持・向上を図り、認知症の発症を遅らせる、または防ぐことです。コグニサイズの課題自体がうまくなることではありません。課題がうまくできることは、脳への負荷が少ないことを意味します。課題に慣れ始めたら、工夫して内容を変えましょう。「課題を考えること」も大事な課題です。

コグニサイズは、たまに間違えるぐらいがちょうどよい難しさです。グループでやるときは、間違えながら、笑いながら、楽しんで行ってください。

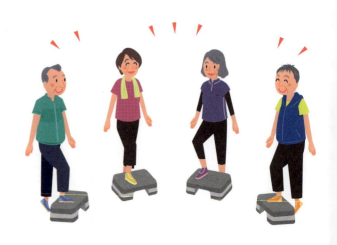

※「コグニサイズ」とは、国立長寿医療研究センターが開発した運動と認知課題(計算、しりとりなど)を組み合わせた、認知症予防を目的とした取り組みの総称を表した造語です。英語のcognition(認知)とexercise(運動)を組み合わせて作られました。

運動の負荷を適切なものとするために安静時の心拍数を測り、運動時に上げる心拍数を把握しましょう。

※運動時の心拍数は、市販の心拍計を使うか、運動直後に自分で測るようにしましょう。

運動時目標心拍数早見表

1 安静時心拍数を測る = 安静時心拍数Ⓐ
（10分以上安静にした後の1分間の脈拍数）

2 下記から運動強度（60%または70%）に合わせた表を選び、安静時心拍数（60、70、80から近いものを選ぶ）と自分の年齢から目標心拍数を確認する

● 目標心拍数

【運動強度 60%】

安静時心拍数	年齢 65歳	70歳	75歳	80歳	85歳	90歳
60 (拍/分)	121	119	117	115	113	110
70 (拍/分)	125	123	121	119	117	114
80 (拍/分)	129	127	125	123	121	118

【運動強度 70%】

安静時心拍数	年齢 65歳	70歳	75歳	80歳	85歳	90歳
60 (拍/分)	131	129	126	124	121	119
70 (拍/分)	134	132	129	127	124	122
80 (拍/分)	137	135	132	130	127	125

例 安静時の心拍数が約70（拍/分）、75歳の人の運動強度60%の目標心拍数は、121（拍/分）です。

自分で詳しく計算したい方は

目標心拍数 ＝ 運動強度 × (最大心拍数 − 安静時心拍数Ⓐ) ＋ 安静時心拍数Ⓐ

運動強度60% ＝ 0.6
運動強度70% ＝ 0.7
最大心拍数 ＝ 207−(年齢×0.7)

※計算式は高齢者用の計算方法です。

例 運動強度60%、80歳、安静時の心拍数が71（拍/分）の人の目標心拍数

目標心拍数 ＝ 0.6×[207−(80×0.7)−71]＋71 ＝ 119

● 心拍数の測り方

人差し指、中指、薬指を手首にあて、30秒間脈拍を測り2倍したものが、1分間の心拍数。

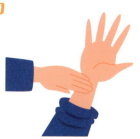

● 運動強度と感じ方のめやす

運動強度	感じ方
40%	非常に楽
50%	かなり楽
60%	楽
70%	ややきつい
80%	きつい

コグニサイズを効果的に行うための5カ条

コグニサイズは、漫然とやっても効果があがりません。
効果的にトレーニングを行うためにここで紹介するポイントを意識しましょう。

適切な負荷をかける

1.「ややきつい」と感じる運動を行う

ある程度、体に負荷のかかった「ややきつい」と感じるトレーニングを行いましょう。
ほとんど体に負荷のない運動では、効果は期待できません。
「ややきつい」と感じる運動は、運動強度60〜70％の心拍数をめやすにしましょう。

2. 慣れてきたら次の課題にうつる

脳のトレーニングは、課題に慣れてしまうと、あまり脳を使わなくなってしまいます。
課題に慣れる前に新しい課題にチャレンジしましょう。

3. 複数の種目を組み合わせて行う

運動は、内容によって効果が異なります。
筋トレやステップ運動など、複数の種目を行うようにしましょう。

習慣化を目指す

4. 少しの時間でも毎日行う

運動を習慣化することが重要です。
実行する曜日を決めることも悪くはないですが、
少しずつでも毎日行って習慣化しましょう。

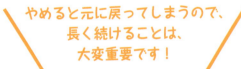

やめると元に戻ってしまうので、
長く続けることは、
大変重要です！

5. 継続することが大切

長く続けてこそ効果が期待できます。
少なくとも半年は続けましょう。
継続するためには、記録（P.28〜39）をつけましょう。
グループでいっしょに行うのも、もちろんよい方法です。

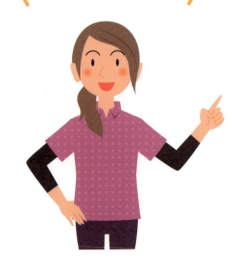

コグニサイズ・運動を安全に行うための5カ条

運動は無理をすると、体を痛めてしまうこともあります。
特に、今まで運動をしていない人が急に始めたときには注意が必要です。
安全にトレーニングを行うために、ここで紹介するポイントを守りましょう。

運動前の準備・心がまえ

1. 無理をしないで徐々に行う

急に頑張り過ぎずに、徐々に行います。
特に、痛みが出たら、運動を中止します。

2. ストレッチ（準備運動）してから始める

体が温まっていない状態で筋トレをすることは、ケガにつながります。
必ずストレッチなどで体を温めてから始めます。

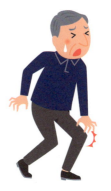

痛みは体からの危険信号です。無理せず、回復するまで休みましょう。

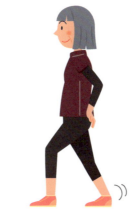

運動中の注意点

3. 水分を補給する

水やスポーツドリンクを用意しましょう。
こまめに水分をとり、脱水に注意しましょう。

4. 転倒に気をつける

ふらつきそうなときは、手すりや、
しっかりしたいすの背などにつかまって行います。

5. 息を止めない

息を止めると血圧が上がるので、
自然呼吸でリラックスして行います。
息を止めないために「いち、に、さん、し」など、
声を出しながら運動するのもよい方法です。

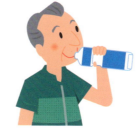

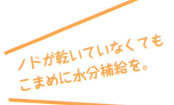

ノドが乾いていなくてもこまめに水分補給を。

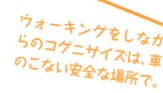

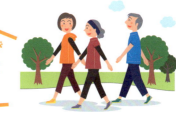

ウォーキングをしながらのコグニサイズは、車のこない安全な場所で。

こんなときは運動しない　○体調が悪い　○血圧が180mmHg以上
○重度の心臓病、神経疾患、骨粗しょう症、痛みや炎症がある（医師や専門家に相談してから）

コグニサイズ【実践編】
いつものウォーキングに+α

基本のフォームを身につけて、ケガなく健康的に歩きましょう。
もっとも手軽な有酸素運動であるウォーキングを毎日の習慣にしましょう。

● 歩き方のポイント

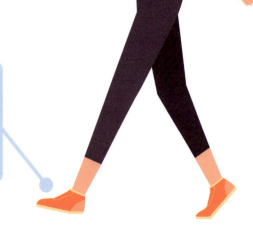

- 顔を正面に向ける。
- 胸は張りすぎず、背中は丸めないようする。
- 腹筋は締める。
- 腕は、やや後ろを意識して振りましょう。
- かかとからスッと着地し、後方の足は親指で地面を蹴り出すように。

運動効果を高めるには
・早足で歩く
・歩幅を広げる

● いつものウォーキングに一工夫

長く続けるために、より楽しくなるような
工夫をしてみましょう。

- ☑ 歩数計をつけて、歩数を記録する。
- ☑ いつもと違ったコースを歩く。
- ☑ お気に入りのスポーツウェアを用意して。
- ☑ 素敵なスポットを見つけて写真をとる。
- ☑ 仲間と待ち合わせて。
- ☑ 地域のウォーキングイベントに参加。

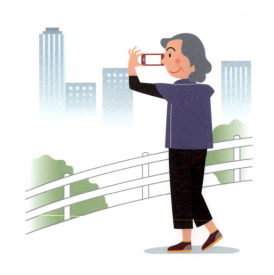

● ウォーキング ＋ 引き算

ウォーキングしながら計算をします。

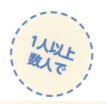
1人以上数人で
1日15分くらいから

1. 二人でウォーキングを始める。
2. はじめに声を出す人と引き始める数字（ここでは「80」）を決める。
3. 引く数字（ここでは「7」）を決めて、ウォーキングしながら、引いていく。
4. 交代で答えを言っていく。

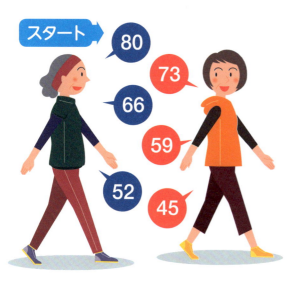

ポイント
● 間違えても、答えが出なくても歩き続ける。

課題のバリエーション
● 引き始める数字を変える。
● 引く数字を変える。
● 数字を2種類にして、交互に引く。
  例：70から7と5を交互に引く
  70、63、58、51、46、39、34
  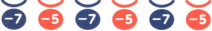

● ウォーキング ＋ しりとり

ウォーキングしながらしりとりをします。

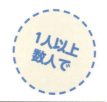
1人以上数人で

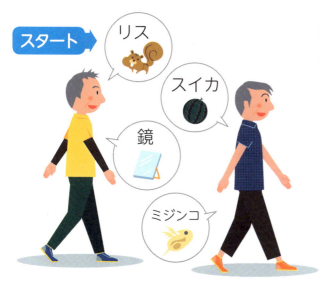

課題のバリエーション
● 主に3人以上で行うときのバリエーション。
前の2人分の答えを言いながらのしりとり。
（二人前しりとり）
「前の前の人の言葉」、「前の人の言葉」、「自分の言葉」を言います。

例	4人で2人前しりとり
Aさん	「リス」
Bさん	「リス」「スイカ」
Cさん	「リス」「スイカ」「鏡」
Dさん	「スイカ」「鏡」「ミジンコ」
Aさん	「鏡」「ミジンコ」「コマ」
︙	︙

ポイント
● 間違えても、答えが出なくても歩き続ける。

コグニサイズ【実践編】
踏み台運動に+α

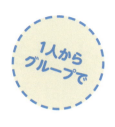
1人からグループで

高さ10cmほどのステップ台を用意します。

※ステップ台は、スポーツ用品店や大型ホームセンターなどで、ステップ台、昇降台といった名前で販売されています。
ステップ台がない場合には、足を大きく上げることや家の階段などでも代用できます。
家の階段などでは特に転倒に注意しましょう。

● 踏み台運動 基本のやり方

1日15分を目処
（はじめは、5～10分で休憩をはさみつつ）

足の運び 1～4 を1セットとして繰り返す。
1・2 で踏み台に上がり、3・4 で踏み台から降りる。

★ 踏み台の前にまっすぐ立つ

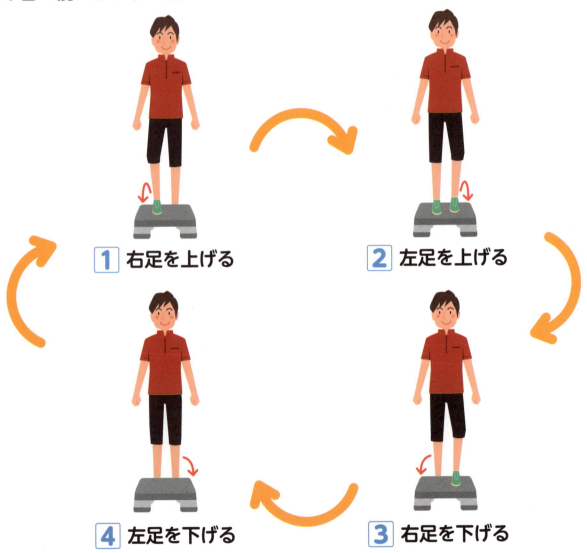

1 右足を上げる　　2 左足を上げる
4 左足を下げる　　3 右足を下げる

左右逆でも可。上げ始める足を入れ替えながらでもよい

運動強度の上げ方　●踏み台の高さを上げる。　●昇り降りの速さを上げる。

● グループで踏み台運動 + 引き算

踏み台運動をしながら計算します。

1. 踏み台運動を始める。
2. はじめに声を出す人と引き始める数字（ここでは「80」）を決める。
3. 引く数字（ここでは「3」）を決めて、踏み台の昇降のタイミングに合わせて、引いていく。時計回りに声を出していく。

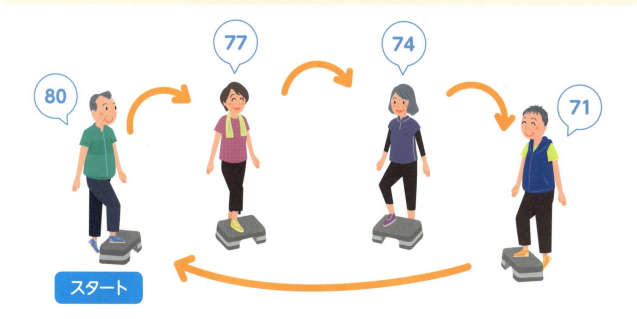

● グループで踏み台運動 + しりとり

踏み台運動をしながらしりとりをします。

1. 踏み台運動を始める。
2. しりとりを始める人を決める。
3. 踏み台の運動のタイミングに合わせて、時計回りにしりとりをする。

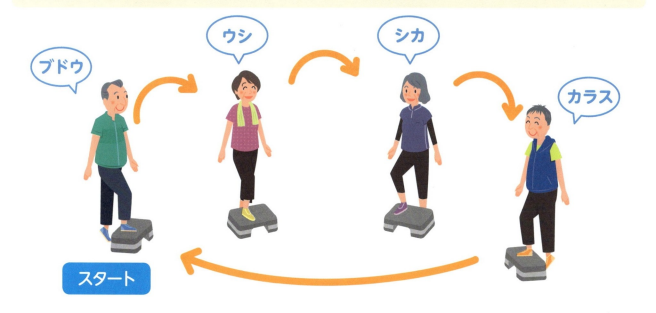

● グループで踏み台運動 ＋ 3 の倍数で手を叩く

1. 踏み台運動を始める。
2. はじめに声を出す人を決める。
3. 踏み台の運動のタイミングに合わせて、「1」から声を出し数える。時計回りに声を出していく。3の倍数の人は、声を出さずに「手を叩く」。
4. はじめは、50ぐらいまで数えるようにする。(50までいったら1から)

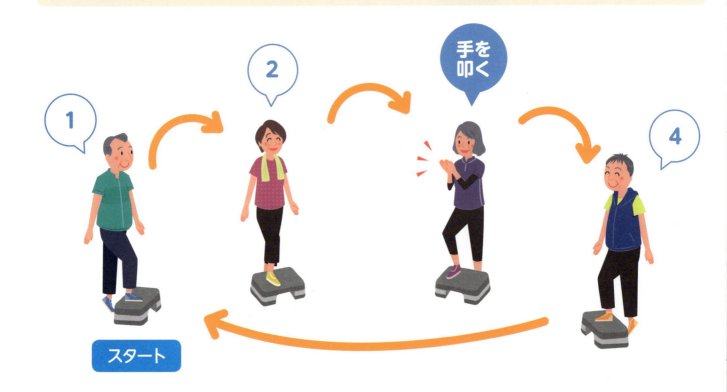

課題のバリエーション

- 引き始める数字を変える。
- 引く数字を変える。
- しりとりを二人前しりとりにする。（二人前しりとりの方法はP.11）
- 50などの数字から一つずつ数を小さくしていき、4の倍数の人は手を叩く。
- 動物の名前や野菜の名前など、決めたお題で名前を次々にあげていく。

踏み台運動はウォーキングよりもハードな運動です。屋内で、1人でもグループでもできます。

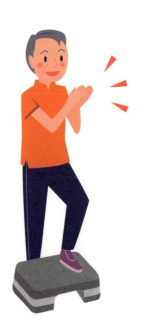

コグニサイズ【実践編】
ステップ運動に＋α

（1人で）

両足で立ち、前後左右にステップしながら、決めた数字の倍数で手を叩きます。
道具なしで1人で行えます。

● 右横、左横にステップ運動 ＋ 3の倍数で拍手（手を叩く）

足の運び 1〜4 を1セットとして繰り返す。　1日10分を目処

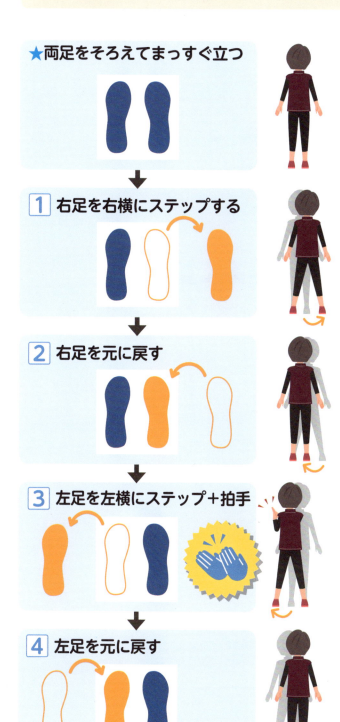

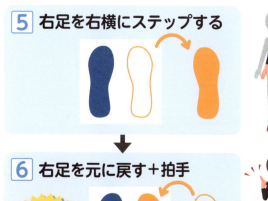

ポイント

- ステップする足は大きく動かし、リズムよくステップしよう！
- 手を叩く数字は、30など（決めた数字いくつでも）までいったら、また1から数え直しましょう。

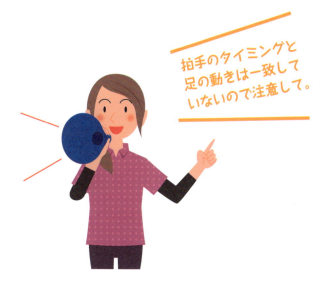

拍手のタイミングと足の動きは一致していないので注意して。

● 右前、右後ろにステップ運動 ＋ 3の倍数で拍手

足の運び1～4を1セットとして繰り返す。 1日10分を目処

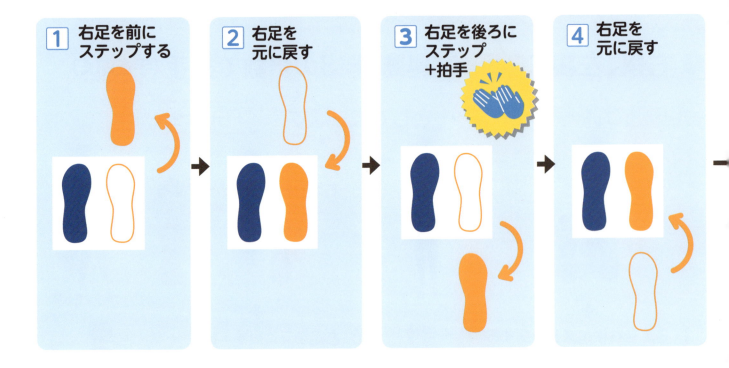

● 右前、右横にステップ運動 ＋ 3の倍数で拍手

足の運び1～4を1セットとして繰り返す。 1日10分を目処

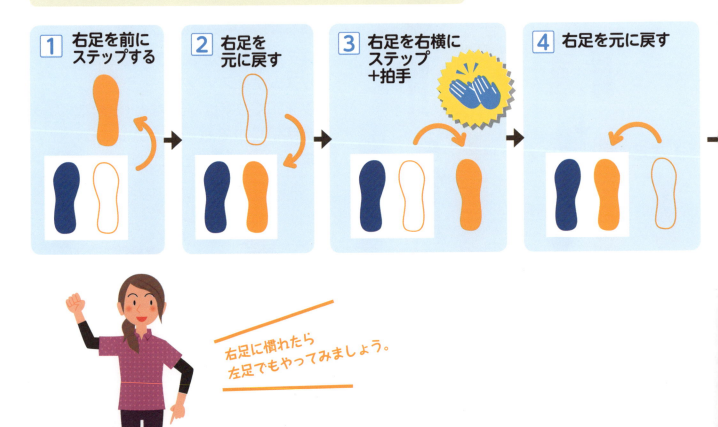

右足に慣れたら左足でもやってみましょう。

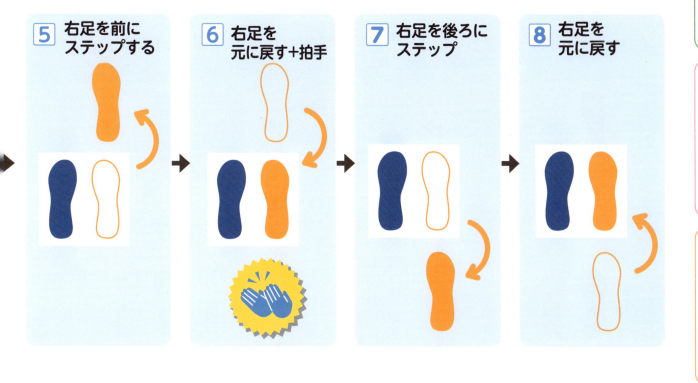

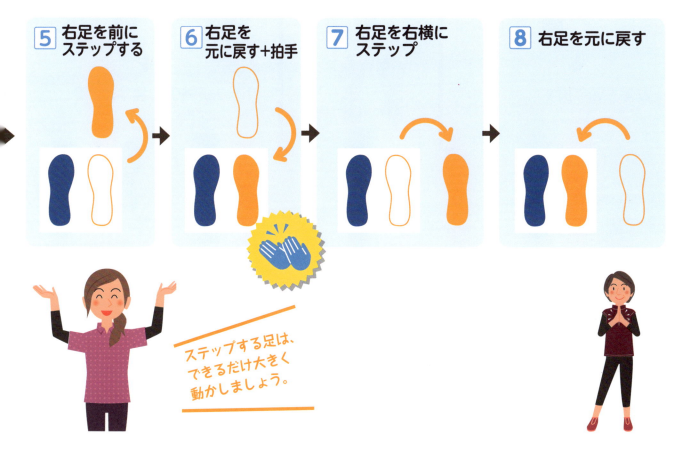

ステップする足は、できるだけ大きく動かしましょう。

● 右横、左横、右後ろにステップ運動 ＋ 5の倍数で拍手

足の運び1〜6を1セットとして繰り返す。　1日10分を目処

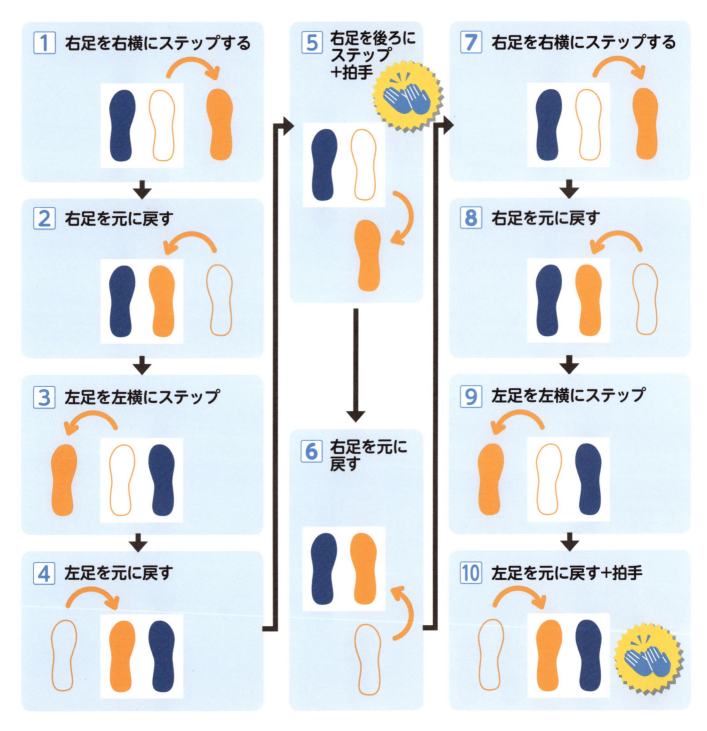

課題のバリエーション
●ステップの順番を変える。
●拍手する倍数の数字を変える。

ポイント
●拍手する数字や足の運びを間違えてもステップ運動は続ける。

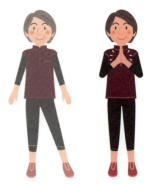

コグニサイズ【実践編】
ラダー運動

はしごのような形をした運動用具「ラダー」を使ったトレーニングです。
※ラダーは、スポーツ用品店などで販売しています。

● 基本のラダー運動

足の運び
1マスに4歩ずつ
足を入れる。

〈1日10分を目処〉

ポイント
- 足の運びを覚える。
- 次の足をどう出すか考えながら行う。

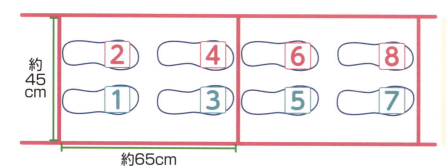

おすすめのラダー1マスのサイズは、幅約45cm、長さ約65cm、全長で6〜8mです。床にテープを貼ったり、ひもでマスを作っても代用できます。

★両足をそろえて立つ
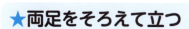
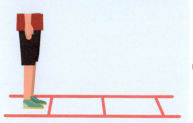

① 右足を前に出す
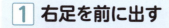
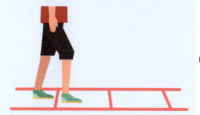

② 左足を前に出す（右足にそろえる）
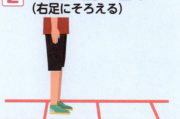

③ 右足を前に出す
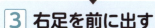
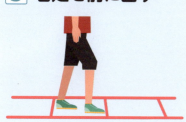

④ 左足を前に出す（右足にそろえる）
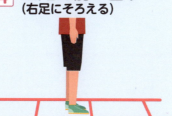

⑤ 右足を前に出す
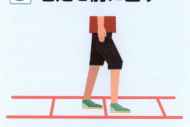

⑥ 左足を前に出す（右足にそろえる）
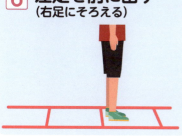

⑦ 右足を前に出す
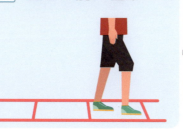

⑧ 左足を前に出す（右足にそろえる）
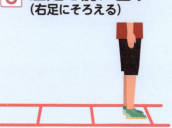

● 3・4・7・8歩目をマスの外に

足の運び 1〜8 を1セットとして繰り返す。（8歩で1セット）

1日10分を目処

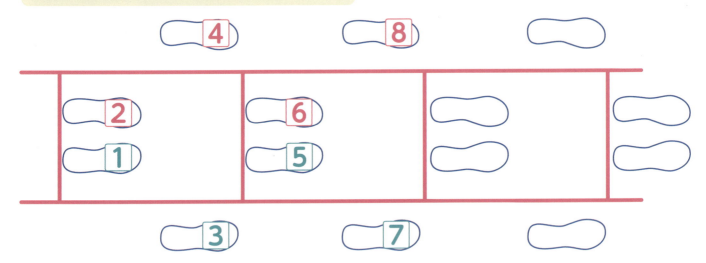

● 1・2・5・6歩目をマスの外に

足の運び 1〜8 を1セットとして繰り返す。（8歩で1セット）

1日10分を目処

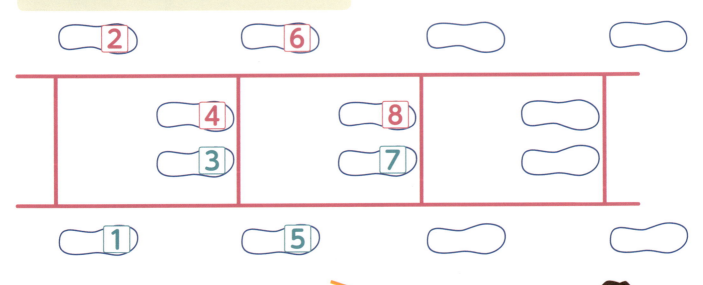

マスの外に踏み出す数字を覚えてから取り組むのがコツです。

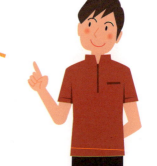

ポイント
- 慣れてきたらスピードをあげる。
- 次の足をどう出すか考えながら行う。

● 2・5歩目をマスの外に

足の運び 1〜8 を1セットとして繰り返す。（8歩で1セット）

＜ 1日10分を目処

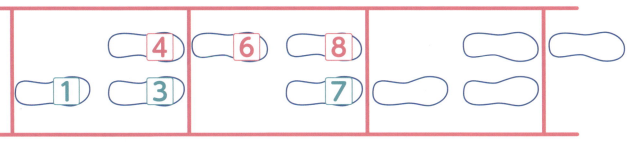

● 3・6歩目をマスの外に

足の運び 1〜8 を1セットとして繰り返す。（8歩で1セット）

＜ 1日10分を目処

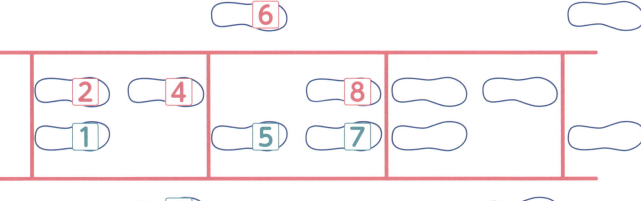

課題に慣れてきたら、マスの外に踏み出す数字を自由に変えてみましょう。

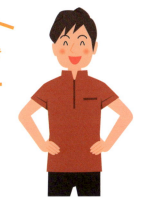

課題のバリエーション
- マスの外に足を踏み出す数字を変える。
- 3の倍数で拍手など、決めた数字で拍手をつける。

認知症予防のために
高齢期こそ筋力をアップ

体の衰えを防ぐことは、自立した生活を送る上で必要なだけでなく、認知症予防の観点からも重要です。筋力は、何歳であっても鍛えることができます。体力や筋力にあわせて毎日少しずつ無理のない範囲で行いましょう。

1 ひざ伸ばし　5セット（右・左1回を1セット）

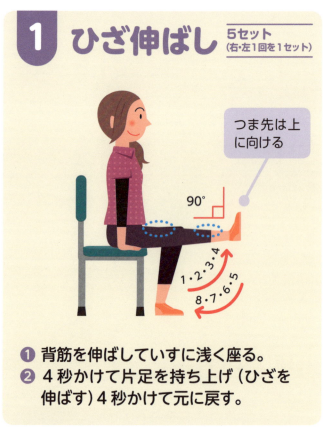

つま先は上に向ける

① 背筋を伸ばしていすに浅く座る。
② 4秒かけて片足を持ち上げ（ひざを伸ばす）4秒かけて元に戻す。

2 ひざ曲げ　5セット（右・左1回を1セット）

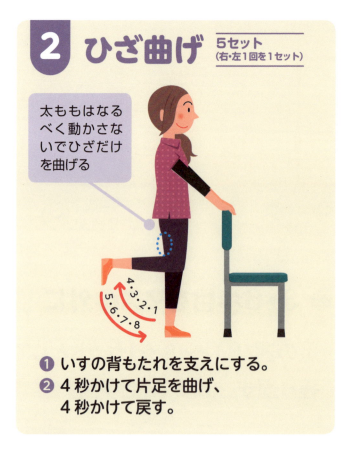

太ももはなるべく動かさないでひざだけを曲げる

① いすの背もたれを支えにする。
② 4秒かけて片足を曲げ、4秒かけて戻す。

3 脚の横上げ　5セット（右・左1回を1セット）

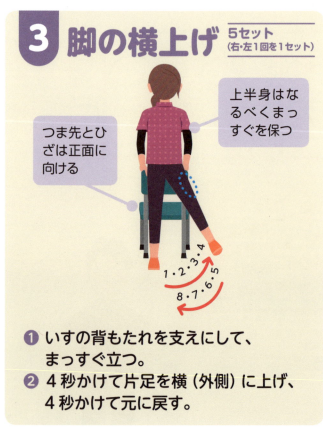

上半身はなるべくまっすぐを保つ

つま先とひざは正面に向ける

① いすの背もたれを支えにして、まっすぐ立つ。
② 4秒かけて片足を横（外側）に上げ、4秒かけて元に戻す。

4 かかと上げ　10回

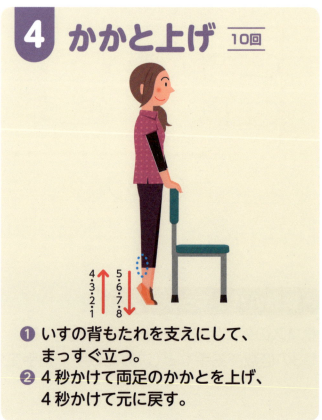

① いすの背もたれを支えにして、まっすぐ立つ。
② 4秒かけて両足のかかとを上げ、4秒かけて元に戻す。

※ 回数はあくまでもめやすです。体力や体の状態にあわせて回数を設定してください。
※ いすは、丈夫でしっかりしたものを使いましょう。
　･･････ は鍛えられる部位を示します。

5 スクワット　10回

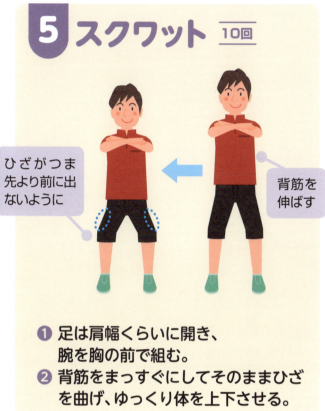

- ひざがつま先より前に出ないように
- 背筋を伸ばす

① 足は肩幅くらいに開き、腕を胸の前で組む。
② 背筋をまっすぐにしてそのままひざを曲げ、ゆっくり体を上下させる。

6 足の後ろ上げ　5セット（右・左1回を1セット）

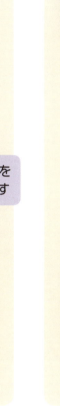

- 腰はそらさない

① いすの背もたれを支えにして、まっすぐ立つ。
② ひざを伸ばしたまま、4秒かけて片足をまっすぐ後ろに上げ、4秒かけて元に戻す。

7 モンキー・ウォーク　10〜20歩

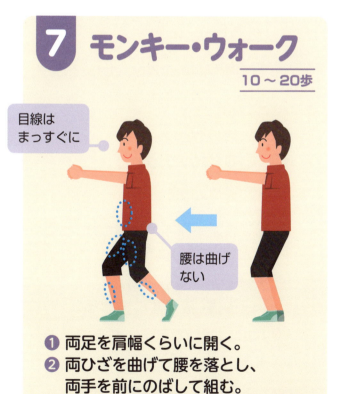

- 目線はまっすぐに
- 腰は曲げない

① 両足を肩幅くらいに開く。
② 両ひざを曲げて腰を落とし、両手を前にのばして組む。
③ この姿勢のままゆっくりと前に歩く。

8 バランス　バランスのトレーニング

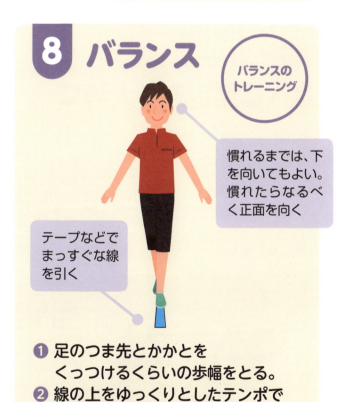

- 慣れるまでは、下を向いてもよい。慣れたらなるべく正面を向く
- テープなどでまっすぐな線を引く

① 足のつま先とかかとをくっつけるくらいの歩幅をとる。
② 線の上をゆっくりとしたテンポで一歩ずつ前に進む。

認知症予防のために
食べることを大切に

高齢になってきたら、あまり食べなくてもよいと思っていませんか。粗食＝長寿とは決してならないという研究結果が出ています。食が細くなりがちな高齢期は、しっかり栄養をとることが健康長寿の秘訣です。

● 一汁三菜を意識しましょう

汁物1椀におかずが3皿という和食の基本パターンが「一汁三菜」。
主菜でたんぱく質を、副菜でビタミンやミネラルを含む食材を食べると、
自然とバランスのとれた食事になります。

副菜
野菜、海藻を中心としたおかず。ビタミンやミネラルがとれる。副菜は最低2品は用意したいところ。

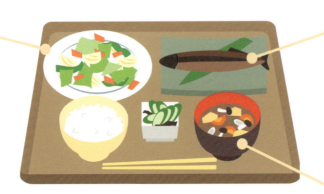

主菜
たんぱく質中心
肉・魚・卵・豆製品などたんぱく質中心のメインのおかず。

汁物
主菜や副菜で足りない栄養素を補う
塩分をとり過ぎないように、汁物は、1日1回に。汁物のないときは副菜をもう一品。

食事にとり入れにくい乳製品（カルシウム）と果物を1日のどこかに入れる。また、水分を積極的にとりましょう。

特にたんぱく質を
意識してとるようにしましょう。

● 食べる楽しみを大切に

「献立を考える」楽しみ
「買い物をする」楽しみ
「作る」楽しみ
「旬を感じる」楽しみ

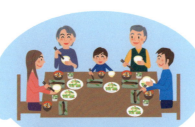

「一緒に食べる」楽しみ
「味わう」楽しみ

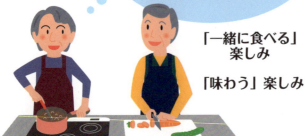

健康長寿のための食習慣5カ条
- 動物性たんぱく質を十分にとる。（肉と魚の割合は1：1）
- 水分不足に気をつけ、1日3食、抜かずに食べる。
- カルシウムの不足に気をつける。
- さまざまな野菜を毎日食べる。
- なるべく多くの食品をとる。

認知症予防のために
口の健康を忘れていませんか

高齢になるにつれて歯は弱っていきますが、すべてが年齢のせいというわけではありません。というのも高齢期に義歯を必要とするようになる原因の多くは、むし歯と歯周病の二つの疾患だからです。まずは、日頃の歯のケアを大事にしていきましょう。

● 口の健康を守るために

正しい口の中の手入れを
歯みがきや入れ歯の手入れをしっかりすることで、口内の細菌の増殖を抑えて、虫歯や歯周病を防ぎます。

口の運動を習慣に
口の運動を習慣にすることで、噛む力や飲み込む力、唾液の分泌量など、口の機能を維持して誤嚥を防ぎます。

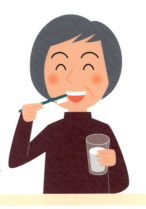

口の健康のために定期的な歯科検診を
かかりつけの歯医者さんをもって、痛みなどの症状がなくても、3カ月から半年に一度（受診する頻度も相談しましょう）は、検診を受けましょう。

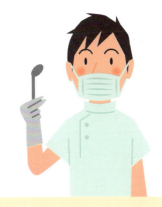

● 口の体操を習慣に

舌のストレッチ

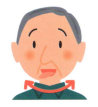
舌を前に出し、左右に動かす。

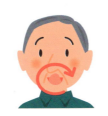
口のまわりをなめるようにまわす。

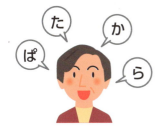
「ぱ・た・か・ら」と、口や舌を大きく動かしながら大きな声で発声する。

口の健康度アップのための5つの習慣
- 毎食後必ず歯をみがく。義歯や入れ歯を毎日きれいにする。
- よく噛む。
- 口の筋肉を鍛える。
- 歯の抜けた部分を放置しない。
- 定期的に歯科医に診てもらう。

若返り応援記録表
記録表のつけ方

①はじめに月と曜日を記入しましょう。

②認知症予防のために毎日実践する目標をたてましょう。項目のひとつは「コグニサイズ」にしましょう。

4月

実践すること
① コグニサイズを毎日15分以上
② 3食きちんと食べる

日付(曜日)	歩数	実践すること ①	実践すること ②	血圧 朝	血圧 夜	1日のメモ
1 (土)	5843 歩	○	○	138/79	133/78	
2 (日)	6752 歩	○	○	136/77	130/76	朝の散歩が気持ちよかった。
3 (月)	7245 歩	×	○	135/79	132/77	コグニサイズはできなかったが、買い物でよく歩いた。
4 (火)	4625 歩	×	○	139/79	138/76	
5 (水)	9661 歩	○	○	139/78	135/75	いつもより長く散歩をした。
6 (木)	5852 歩	○	○	140/80	139/79	
7 (金)	2889 歩	×	○	139/77	138/77	雨で、散歩ができなかった。
8 (土)	3541 歩	×	×	141/81	141/80	体がだるく、テレビばかり見て過ごしてしまった。
9 (日)	8210 歩	○	○	139/79	137/76	気をとり直して運動できた。
10 (月)	4023 歩	○	○	136/77	134/74	
11 (火)	7412 歩	○	○	135/78	133/76	雨上がりの散歩が気持ちよかった。
12 (水)	歩					
13 (木)	歩					
14	歩			/	/	
15	歩			/	/	
16	歩			/	/	
17 (月)	歩			/	/	
18 (火)	歩			/	/	
19 (水)	歩			/	/	

歩数は1日を通しての歩数を記録しましょう。
まずは毎日、歩数計をつけることを習慣にしましょう。

月ごとに決めた「実践すること」が
できたら「○」
できなかったら「×」を
記入しましょう。

コグニサイズの効果を実感するためには、少なくとも半年は続けましょう。運動、コグニサイズを習慣化することが大切です。記録することで、やる気を持ち続けやすくなります。書くこと自体も脳のトレーニングになりますので、晩ごはんのあとなど決まった時間に記録しましょう。

今月の健康目標
なるべく外に出かけて、活発な生活をする

今月のお楽しみ
お寿司を食べる

③ 月ごとに身体面または精神面で、より健康になるための目標をたてましょう。
例えば「毎回の食事を楽しむ」「毎日笑顔で過ごす」「家族との会話を楽しむ」など、何でも自由に設定しましょう。

④ 月ごとに楽しみをつくりましょう。
内容は「おいしいものを食べる」「おしゃれして出かける」「友人と遊びに行く」など、何でも構いません。

22	（土）	歩	/	/		
23	（日）	歩	/	/		
24	（月）					
25	（火）					
26	（水）					
27	（木）					
28	（　）					
29	（　）					
30	（　）					
31	（　）	歩	/	/		

印象に残ったことを何でもメモしましょう。
「実践すること」に「×」がついた理由を書いておくと今後の改善点が明確になります。

血圧は1日2回決まった時間に測りましょう。
　朝は起床後1時間以内・排尿後・朝食前に。
　夜は食事・入浴・服薬・排尿をすませてから、就寝時間前に測定するのがよいでしょう。
　（夜の血圧の記録は、別のところにメモしておき翌日に記入しても構いません）
　血圧は、そのときの体調や精神状態を反映するので、自分の健康状態を知るのに役立ちます。

- 今月の健康目標の達成状況 ✏

月ごとの健康目標について、反省点などがあれば、書き込みましょう。

- 今月特に印象に残ったこと ✏

月の終わりにその月に印象に残ったことを思い出して書きましょう。
　例えば、散歩のこと、遠出したこと、掃除や料理など日常のこと、読んだ本のこと、面白かったテレビ番組のこと、音楽や絵や写真などを楽しんだこと、友人と話したことなど何でも構いません。
日記風でも、絵やイラストを交えても構いません。好きなことを自由に書きましょう。

	月	実践すること ① ②

日付(曜日)	歩 数	実践すること ①	実践すること ②	血圧 朝	血圧 夜	1日のメモ
1 ( )	歩			/	/	
2 ( )	歩			/	/	
3 ( )	歩			/	/	
4 ( )	歩			/	/	
5 ( )	歩			/	/	
6 ( )	歩			/	/	
7 ( )	歩			/	/	
8 ( )	歩			/	/	
9 ( )	歩			/	/	
10 ( )	歩			/	/	
11 ( )	歩			/	/	
12 ( )	歩			/	/	
13 ( )	歩			/	/	
14 ( )	歩			/	/	
15 ( )	歩			/	/	
16 ( )	歩			/	/	
17 ( )	歩			/	/	
18 ( )	歩			/	/	
19 ( )	歩			/	/	

今月の健康目標	今月のお楽しみ

日付(曜日)	歩数	実践すること		血圧		1日のメモ
		①	②	朝	夜	
20 ( )	歩			/	/	
21 ( )	歩			/	/	
22 ( )	歩			/	/	
23 ( )	歩			/	/	
24 ( )	歩			/	/	
25 ( )	歩			/	/	
26 ( )	歩			/	/	
27 ( )	歩			/	/	
28 ( )	歩			/	/	
29 ( )	歩			/	/	
30 ( )	歩			/	/	
31 ( )	歩			/	/	

○ 今月の健康目標の達成状況 ✎

○ 今月特に印象に残ったこと ✎

認知症について知ろう

認知症を予防するには

コグニサイズ〔知識編〕

コグニサイズ〔実践編〕

認知症予防のために

若返り応援記録表

29

	月	実践すること ① ②

日付(曜日)	歩 数	実践すること ①	②	血 圧 朝	夜	1日のメモ
1 ( )	歩			/	/	
2 ( )	歩			/	/	
3 ( )	歩			/	/	
4 ( )	歩			/	/	
5 ( )	歩			/	/	
6 ( )	歩			/	/	
7 ( )	歩			/	/	
8 ( )	歩			/	/	
9 ( )	歩			/	/	
10 ( )	歩			/	/	
11 ( )	歩			/	/	
12 ( )	歩			/	/	
13 ( )	歩			/	/	
14 ( )	歩			/	/	
15 ( )	歩			/	/	
16 ( )	歩			/	/	
17 ( )	歩			/	/	
18 ( )	歩			/	/	
19 ( )	歩			/	/	

| 今月の健康目標 | 今月のお楽しみ |

日付(曜日)	歩　数	実践すること ①	②	血圧 朝	夜	1日のメモ
20 ( )	歩			/	/	
21 ( )	歩			/	/	
22 ( )	歩			/	/	
23 ( )	歩			/	/	
24 ( )	歩			/	/	
25 ( )	歩			/	/	
26 ( )	歩			/	/	
27 ( )	歩			/	/	
28 ( )	歩			/	/	
29 ( )	歩			/	/	
30 ( )	歩			/	/	
31 ( )	歩			/	/	

今月の健康目標の達成状況

今月特に印象に残ったこと

認知症について知ろう

認知症を予防するには

コグニサイズ〔知識編〕

コグニサイズ〔実践編〕

認知症予防のために

若返り応援記録表

月

実践すること
①
②

日付(曜日)	歩 数	実践すること ①	②	血圧 朝	夜	1日のメモ
1 ( )	歩			/	/	
2 ( )	歩			/	/	
3 ( )	歩			/	/	
4 ( )	歩			/	/	
5 ( )	歩			/	/	
6 ( )	歩			/	/	
7 ( )	歩			/	/	
8 ( )	歩			/	/	
9 ( )	歩			/	/	
10 ( )	歩			/	/	
11 ( )	歩			/	/	
12 ( )	歩			/	/	
13 ( )	歩			/	/	
14 ( )	歩			/	/	
15 ( )	歩			/	/	
16 ( )	歩			/	/	
17 ( )	歩			/	/	
18 ( )	歩			/	/	
19 ( )	歩			/	/	

今月の健康目標

今月のお楽しみ

日付(曜日)	歩　数	実践すること		血　圧		1日のメモ
		①	②	朝	夜	
20 (　)	歩			/	/	
21 (　)	歩			/	/	
22 (　)	歩			/	/	
23 (　)	歩			/	/	
24 (　)	歩			/	/	
25 (　)	歩			/	/	
26 (　)	歩			/	/	
27 (　)	歩			/	/	
28 (　)	歩			/	/	
29 (　)	歩			/	/	
30 (　)	歩			/	/	
31 (　)	歩			/	/	

○ <u>今月の健康目標の達成状況</u> ✏️

○ <u>今月特に印象に残ったこと</u> ✏️

	月	実践すること ① ②

日付(曜日)	歩 数	実践すること ①	実践すること ②	血圧 朝	血圧 夜	1日のメモ
1 ( )	歩			/	/	
2 ( )	歩			/	/	
3 ( )	歩			/	/	
4 ( )	歩			/	/	
5 ( )	歩			/	/	
6 ( )	歩			/	/	
7 ( )	歩			/	/	
8 ( )	歩			/	/	
9 ( )	歩			/	/	
10 ( )	歩			/	/	
11 ( )	歩			/	/	
12 ( )	歩			/	/	
13 ( )	歩			/	/	
14 ( )	歩			/	/	
15 ( )	歩			/	/	
16 ( )	歩			/	/	
17 ( )	歩			/	/	
18 ( )	歩			/	/	
19 ( )	歩			/	/	

今月の健康目標

今月のお楽しみ

日付（曜日）	歩　数	実践すること ①	②	血 圧 朝	夜	1日のメモ
20 （ ）	歩			/	/	
21 （ ）	歩			/	/	
22 （ ）	歩			/	/	
23 （ ）	歩			/	/	
24 （ ）	歩			/	/	
25 （ ）	歩			/	/	
26 （ ）	歩			/	/	
27 （ ）	歩			/	/	
28 （ ）	歩			/	/	
29 （ ）	歩			/	/	
30 （ ）	歩			/	/	
31 （ ）	歩			/	/	

- 今月の健康目標の達成状況

- 今月特に印象に残ったこと

月

実践すること
①
②

日付(曜日)	歩 数	実践すること ①	②	血 圧 朝	夜	1日のメモ
1 ( )	歩			/	/	
2 ( )	歩			/	/	
3 ( )	歩			/	/	
4 ( )	歩			/	/	
5 ( )	歩			/	/	
6 ( )	歩			/	/	
7 ( )	歩			/	/	
8 ( )	歩			/	/	
9 ( )	歩			/	/	
10 ( )	歩			/	/	
11 ( )	歩			/	/	
12 ( )	歩			/	/	
13 ( )	歩			/	/	
14 ( )	歩			/	/	
15 ( )	歩			/	/	
16 ( )	歩			/	/	
17 ( )	歩			/	/	
18 ( )	歩			/	/	
19 ( )	歩			/	/	

今月の健康目標	今月のお楽しみ

日付(曜日)	歩　数	実践すること ①	②	血圧 朝	夜	1日のメモ
20 ( )	歩			/	/	
21 ( )	歩			/	/	
22 ( )	歩			/	/	
23 ( )	歩			/	/	
24 ( )	歩			/	/	
25 ( )	歩			/	/	
26 ( )	歩			/	/	
27 ( )	歩			/	/	
28 ( )	歩			/	/	
29 ( )	歩			/	/	
30 ( )	歩			/	/	
31 ( )	歩			/	/	

- 今月の健康目標の達成状況 ✎

- 今月特に印象に残ったこと ✎

認知症について知ろう

認知症を予防するには

コグニサイズ〔知識編〕

コグニサイズ〔実践編〕

認知症予防のために

若返り応援記録表

月

実践すること
①
②

日付(曜日)	歩　数	実践すること		血　圧		1日のメモ
		①	②	朝	夜	
1 ( )	歩			/	/	
2 ( )	歩			/	/	
3 ( )	歩			/	/	
4 ( )	歩			/	/	
5 ( )	歩			/	/	
6 ( )	歩			/	/	
7 ( )	歩			/	/	
8 ( )	歩			/	/	
9 ( )	歩			/	/	
10 ( )	歩			/	/	
11 ( )	歩			/	/	
12 ( )	歩			/	/	
13 ( )	歩			/	/	
14 ( )	歩			/	/	
15 ( )	歩			/	/	
16 ( )	歩			/	/	
17 ( )	歩			/	/	
18 ( )	歩			/	/	
19 ( )	歩			/	/	

今月の健康目標	今月のお楽しみ

日付(曜日)	歩 数	実践すること ①	実践すること ②	血 圧 朝	血 圧 夜	1日のメモ
20 ( )	歩			/	/	
21 ( )	歩			/	/	
22 ( )	歩			/	/	
23 ( )	歩			/	/	
24 ( )	歩			/	/	
25 ( )	歩			/	/	
26 ( )	歩			/	/	
27 ( )	歩			/	/	
28 ( )	歩			/	/	
29 ( )	歩			/	/	
30 ( )	歩			/	/	
31 ( )	歩			/	/	

- 今月の健康目標の達成状況

- 今月特に印象に残ったこと

ISBN978-4-905264-15-6
C0047 ¥400E
価格(本体400円+税)

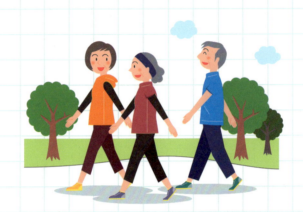

●監修　島田 裕之（しまだ ひろゆき）

博士（医学）　国立長寿医療研究センター　老年学・社会科学研究センター　予防老年学研究部　部長。
2003年北里大学大学院博士課程修了（リハビリテーション医学）。東京都老人総合研究所研究員、Prince of Wales Medical Research Institute（Sydney Australia）客員研究員、日本学術振興会特別研究員、東京都健康長寿医療センター研究所などを経て現職。
【編集】『フレイルの予防とリハビリテーション』（医歯薬出版）、『運動による脳の制御―認知症予防のための運動』（杏林書院）ほか多数。
【監修・編著】『認知症予防運動プログラム コグニサイズ®入門』（ひかりのくに）【監修】『ボケたくなければ歩きなさい』（主婦の友社）ほか多数。

この冊子は環境に配慮し、植物油インキを使用しています。

©(株)現代けんこう出版　無断転載・複製禁止　2017年1月　第1版　第1刷